NOTICE

SUR UNE

NOUVELLE SUBSTANCE MÉDICINALE

APPELÉE

PAULLINIA,

LUE DEVANT LA SOCIÉTÉ MÉDICALE D'ÉMULATION DE PARIS
DANS LA SÉANCE DU 6 MAI 1840;

Par M. N. A. GAVRELLE, Docteur en médecine,
Membre de plusieurs sociétés savantes, nationales et étrangères,
Chevalier de l'ordre du Christ, etc., etc.

PARIS,

IMPRIMERIE DE GUIRAUDET ET JOUAUST,
RUE SAINT-HONORÉ, 315.

1840

NOTICE

SUR UNE

NOUVELLE SUBSTANCE MÉDICINALE

APPELÉE PAULLINIA.

NOTICE

SUR UNE

NOUVELLE SUBSTANCE MÉDICINALE

APPELÉE

PAULLINIA,

LUE DEVANT LA SOCIÉTÉ MÉDICALE D'ÉMULATION DE PARIS
DANS LA SÉANCE DU 6 MAI 1840;

Par M. N. A. GAVRELLE, Docteur en médecine,
Membre de plusieurs sociétés savantes, nationales et étrangères,
Chevalier de l'ordre du Christ, etc., etc.

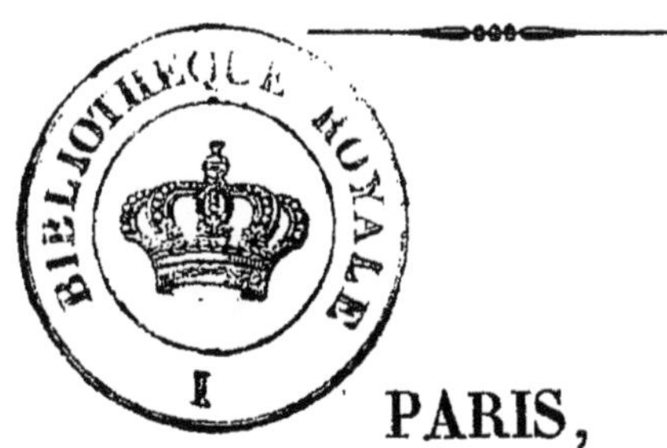

PARIS,
IMPRIMERIE DE GUIRAUDET ET JOUAUST,
RUE SAINT-HONORÉ, 315.

1840

NOTICE

SUR UNE

NOUVELLE SUBSTANCE MÉDICINALE

APPELÉE PAULLINIA.

Le Paullinia est un produit américain provenant de l'arbuste du même nom, indigène du nord du Brésil, Para, précisément près la rivière des Amazones. Le nom botanique de cette plante est *Paullinia Sorbilis*, de la famille des *Sapindacées*. Le fruit qu'elle produit offre de la ressemblance, quant à la couleur, avec le cacao. Je crois que l'épithète de *Sorbilis* lui a été donnée par Marthius, célèbre voyageur allemand, pour faire allusion à l'usage que font les indigènes de cette plante sous forme de tisane. Le fruit mûrit en octobre et novembre, et est récolté par les indigènes pour la composition du médicament que nous allons faire connaître.

On le prépare de la manière suivante :

On sépare les graines des capsules ; on les expose au soleil jusqu'à ce que le tégument propre se sépare de la graine à l'aide de la seule pression entre les doigts. Ainsi mondé, on le place dans une sorte de mortier de pierre préalablement chauffé, on le triture, et on le réduit en poudre fine. Cette poudre est réduite en pâte à l'aide d'une certaine quantité d'eau, ou bien par son exposition à la rosée de la nuit; on la pétrit, on la malaxe pendant long-temps, et on y incorpore quelques semences entières ou grossièrement concassées. De ce même fruit, on en fait alors des petits pains, des cylindres ou cônes du poids d'un demi-kilogramme environ, qu'on fait sécher et durcir dans des cheminées; puis on les enveloppe de feuilles de cocotier, et on les verse ainsi dans le commerce brésilien.

Caractères physiques.

Le Paullinia préparé par les naturels du Brésil offre extérieurement une couleur noire analogue à celle du chocolat; sa masse semble enveloppée d'une croûte mince, ce qui est dû à son exposition dans les cheminées; sa cassure présente intérieurement des espèces de petites cavités produites par le retrait de la masse, et çà et là des graines encore entières et enveloppées de leur tégument mince et brillant. Son odeur est *sui generis*, sa saveur est amère, un peu astringente, et rappelle celle du ratanhia. Il est difficile à réduire en poudre fine; mais dans l'eau il se ramollit et se gonfle considérablement.

Analyse chimique.

M. Dechastelus, qui a analysé le Paullinia, a trouvé dans cette plante les substances suivantes :

1° De la gomme;

2° De l'amidon;

3° Une matière résineuse d'un brun rougeâtre;

4° Une huile grasse colorée en vert par la chlorophylle ;

5° Le tanin, qui colore en vert les solutions de fer;

6° Une substance cristallisable jouissant des propriétés chimiques de la caféine.

Je ne fais qu'indiquer ici les résultats d'un travail beaucoup plus long que M. Dechastelus a bien voulu me communiquer, et qu'il se propose de publier incessamment; toutefois je ferai observer que la matière cristallisable, qui offre toute l'amertume du Paullinia , est digne de l'attention des praticiens.

Usages chez les indigènes.

Au Brésil et dans les pays voisins , le Paullinia

est souvent employé par les indigènes sous forme de poudre mêlée au cacao, qu'on réduit en tisane. On s'en sert avec un succès remarquable contre les diarrhées et les dyssenteries, qui sont si fréquentes et si graves dans ces pays-là, et, dans les convalescences, comme moyen de fortifier l'estomac ; de faire naître l'appétit et de faciliter les digestions. L'amertume de la tisane du Paullinia est plutôt agréable pour la généralité des goûts ; on peut, du reste, la corriger aisément à l'aide du sucre ou d'un sirop quelconque.

Usages médicinaux.

Ayant exercé pendant plusieurs années la médecine au Brésil, j'ai dû prendre connaissance et employer fort souvent le Paullinia, que je viens de décrire, et aussi la racine de la même plante qui l'une et l'autre sont généralement en usage ainsi que je l'ai dit, comme remède astringent et tonique. La racine offre une couleur brun foncé à l'extérieur, blanchâtre à l'intérieur ; son écorce est peu épaisse, amère et astringente au goût. Cette dernière paraît être la partie réellement active de la racine, sa portion intérieure étant tout à fait insipide et comme ligneuse.

Les succès constants que j'avais obtenus au Brésil de l'emploi de la racine et du fruit du Paullinia m'avaient engagé, en revenant en France, d'en apporter quelques échantillons pour en faire faire un extrait. Un pharmacien de Paris, M. Dechastelus, demeurant rue d'Anjou-Saint-Honoré, n° 18, à qui j'avais communiqué les vertus et les effets qu'on obtient ordinairement de l'usage du Paullinia, a bien voulu se charger de cette préparation, et j'ai eu l'occasion de la prescrire à plusieurs malades avec des résultats aussi satisfaisants qu'en Amérique, et dans les circonstances que je vais faire connaître. Dès lors, la nécessité de nouvelles quantités de la même substance s'est fait sentir. M. Dechastelus en a fait venir, à ma prière, directement du Brésil, et aujourd'hui il en possède suffisamment pour en fournir aux praticiens qui voudraient mettre en usage le nouveau médicament. L'extrait du Paullinia que m'a préparé M. Dechastelus est d'un brun foncé, d'un aspect brillant. Appliqué sur la langue, il est fortement amer, mais plutôt agréable, et laisse un arrière-goût astringent. Des pastilles faites avec le même extrait et une teinture m'ont été également préparées par M. Dechastelus, et je les ai suffisamment expérimentées pour pouvoir parler avec exactitude de leurs effets.

Les maladies dans lesquelles les préparations du Paullinia m'ont paru produire des effets salutaires sont assez diverses ; mais on peut les rattacher aisément à deux principes distincts. Les unes m'ont paru émaner d'un fond d'asthénie ou de faiblesse, telles sont l'hydropisie ascite, passive, et sans lésion viscérale; la chlorose, la leucorrhée, les longues convalescences, la paresse idiopathique de l'estomac, l'asthénie des vieillards, et quelques paralysies indépendantes de lésions organiques ou d'inflammation : dans toutes ces affections, le Paullinia a été administré par moi à dose progressive et d'après les règles que j'indiquerai tout à l'heure. Il m'a paru agir comme un puissant tonique analogue aux préparations de fer, au quinquina et au café. Il a ranimé les fonctions digestives, rétabli les sécrétions naturelles et guéri la maladie. Les autres m'ont semblé dépendre d'une véritable névropathie essentielle, ou irritation nerveuse (pour me servir d'une expression à la mode). De ce nombre sont certaines céphalalgies , certaines migraines , quelques pleurodynies, la toux non inflammatoire, la dyspnée asthmatique essentielle, ou la difficulté de respirer indépendante de toute lésion organique du poumon et du cœur; la chorée, ou danse de saint Guy. C'est aussi en combattant l'éréthisme nerveux que j'ai vu le Paullinia être pris avec beaucoup d'avantage par les phthisiques; il calme leur irritabilité morbide, apaise la toux, réconcilie le sommeil, et corro-

bore les forces musculaires en facilitant les digestions.

Il m'a paru surtout combattre heureusement
le dévoiement, qui épuise, comme on sait, ces
sortes de sujets. Sans prétendre attribuer au
Paullinia la faculté curative de la phthisie, je
puis affirmer, d'après ma propre expérience,
qu'il combat heureusement certaines complications qui contribuent d'une manière singulière
à hâter la terminaison fatale. J'en dirai autant
du cancer et des affections cancroïdes, dans lesquelles le Paullinia m'a rendu des services véri-
tables en apaisant les douleurs, en procurant le
sommeil et en facilitant les digestions. Ces re-
marques doivent déjà faire comprendre que, tout
tout en réussissant dans des maladies diverses, le
Paullinia n'a pas des actions multiples ni contra-
dictoires; ses effets se rattachent évidemment à la
seule vertu que je lui attribue, si je ne me trompe,
la tonicité calmante et astringente à la fois. Le
quinquina, le fer, et leurs préparations, ne sont-
ils pas administrés avec un égal avantage dans une
foule de maladies différentes, bien que leur action
tonique et antipériodique reste au fond toujours
la même? Ne sait-on pas, par exemple, que les
préparations de fer sont heureusement admini-
strées et contre la chlorose, et contre les névral-
gies, et contre les douleurs du cancer, et enfin

cóntre la faiblesse qui accompagne les longues convalescences? On pourrait en dire autant de plusieurs autres remèdes dont l'efficacité est des mieux accréditées dans une foule de maladies diverses. Je donnerai pour exemple la saignée. Citons quelques faits à l'appui des propositions qui précèdent.

PREMIÈRE OBSERVATION.

Hydropisie ascite avec anasarque, guérie à l'aide du Paullinia.

M. B. J...., âgé de soixante-cinq ans, était atteint d'une anasarque générale, avec épanchement péritonéal datant de dix-huit mois. Le mal s'était déclaré petit à petit à la suite d'une vive action du froid. Sa peau était sèche, les viscères abdominaux sains en apparence, ventre fluctuant et indolore à la pression, langue humide, pouls petit, urines rares et briquetées, inappétence, maigreur remarquable, constipation habituelle. Le malade habitait un lieu humide et mal aéré; mais il n'avait jamais fait de maladie ni eu la fièvre. L'auscultation de la poitrine offre un peu de râle bronchique; l'œdème est fort prononcé, surtout aux membres inférieurs; pas de ganglions engorgés aux aines. J'ai caractérisé la maladie pour une anasarque asthénique, et prescrit l'usage de l'extrait du Paullinia. Le malade avait déjà pris inutilement différents remèdes, surtout des diurétiques et des purgatifs. Nous avons commencé par des pilules de deux centigrammes et demi (demi-grain), et nous avons élevé la dose par degrés. Après quelques jours de l'usage du médicament, les urines sont devenues abondantes et moins chargées ; le malade a éprouvé un dévoiement léger qui a duré plusieurs jours ; l'œdème et l'épanchement péritonéal ont de suite diminué ; l'appétit, qui était presque nul, a reparu. Cette amélioration a été progressive, et le malade a guéri après deux mois environ de traitement. La guérison ne s'est point démentie depuis plus de trois ans qu'elle a eu lieu. Cette guérison n'est pas pour moi un fait isolé, car je pourrais en rapporter trois autres analogues dont je conserve les détails sur mes registres. On sait combien la médecine est impuissante le plus souvent dans le traitement des hydropisies ascites de vieille date. Cette impuissance tient d'une part aux conditions de la maladie elle-même, de l'autre au peu d'énergie des médicaments dont nous pouvons disposer. Il est clair que lorsque la maladie a pour point de départ ces fièvres longues et opiniâtres qui finissent par altérer la texture des viscères, en particulier la rate ; lorsqu'elle dépend chez la femme de la dégénérescence squirrheuse des ovaires que j'ai eu souvent occasion d'observer, que la collection aqueuse est par conséquent un simple épiphénomène de l'une ou de l'autre de ces affections, la médication qu'on dirigerait contre l'hydropisie serait impuissante, vu que la cause déterminante est toujours en présence de l'irritation matérielle du péritoine. Ajoutons que le péritoine lui-même, dans ces cas, subit des dégénérescences, et devient à son tour une source intarissable d'épanchement. Mais lorsque l'hydropisie se rattache à une faiblesse directe de l'organisation, à une irritation non inflammatoire des séreuses, qu'elle est passive en un mot, ainsi que cela s'observe fréquemment chez les vieillards durant les longues convalescences, ou à la suite de pertes sanguines abondantes et répétées soit par la matrice, soit par les voies gastriques ou pulmonaires, soit enfin d'une blessure ou d'une tumeur anévrismale; dans ces circonstances, la maladie est guérissable. Or c'est précisément dans ces sortes d'hydropisies que j'ai vu le Paullinia produire d'excellents effets en rétablissant la tonicité normale de l'organisme et en favorisant la résorption du liquide d'une manière durable. Je n'ignore point que des médications diverses ont réussi souvent contre ces hydropisies, et que M. Bricheteau, en particulier, a obtenu d'excellents effets de la compression abdominale; mais n'est-ce pas rendre service à la thérapeutique que d'ajouter un nouveau médicament efficace à ceux déjà connus contre une maladie qui est parfois réfractaire à une foule de moyens? Rien n'empêche d'ailleurs d'aider l'action de la compression ou des autres médications de celle du Paullinia. Comme cependant les résultats que j'ai obtenus contre la maladie en question m'ont paru remarquables sous plusieurs rapports , et qu'aucun autre remède n'a été employé en même temps que le Paullinia , j'engage mes confrères à faire usage de la même manière : peut-être trouveront-ils comme moi que la guérison obtenue par le Paullinia est plus prompte, plus sûre que celle qu'ils pourraient obtenir par les autres moyens préconisés jusqu'à ce jour. Il est bien entendu, du reste, que lorsque la collection séreuse péritonéale est énorme, ainsi que cela s'observe assez souvent ; que les fonctions du diaphragme , des poumons et du cœur, sont fort gênées, il pourrait y avoir convenance de commencer le traitement par la paracentèse, et de n'avoir recours à l'usage du Paullinia qu'aussitôt après, comme moyen préventif de la récidive.

DEUXIÈME OBSERVATION.

Écoulement blennorrhagique ancien, guéri en vingt-cinq jours à l'aide du Paullinia.

M. B.... portait depuis long-temps les restes d'une blennorrhagie urétrale dont il n'avait pu être débarrassé, malgré l'usage de plusieurs traitements qu'on lui avait fait subir. Des injections, le copahu à haute dose, le poivre cubèbe, la dilatation du canal à l'aide de bougies et de sondes élastiques, avaient été essayés inutilement. Lorsque je vis le malade, il avait cessé toute espèce de traitement depuis six mois; son écoulement persistait, et, sans être considérable, il formait des plaques assez larges et épaisses sur le linge. L'imagination du malade était frappée de l'incurabilité de son état. Il s'était cependant assuré que son mal n'avait pas le caractère contagieux. Je l'ai mis à l'usage des pilules d'extrait du Paullinia; des injections ont été faites en même temps, une fois par jour dans le canal avec de l'eau de plantain, aiguisée de quelques gouttes de teinture de Paullinia. Les bienfaits de cette médication n'ont pas tardé à se manifester : l'écoulement a considérablement diminué pendant la première huitaine; le progrès a paru alors stationnaire

pendant la semaine suivante. J'ai élevé les doses
du remède, et l'écoulement a cessé complétement
pendant plusieurs jours ; nous avons cessé l'usage
du Paullinia, l'écoulement a reparu aussitôt après;
nous y sommes revenus, et la disparition du mal
a été complète et radicale. Le traitement a été
continué pendant vingt-cinq jours.

Ces sortes d'écoulements chroniques de l'urètre
chez l'homme, ainsi que les fleurs blanches chez
la femme, sont extrêmement fréquents au Brésil.
J'ai eu l'occasion d'en traiter un grand nombre, et
j'ai obtenu des effets fort salutaires du Paullinia.
Les mêmes résultats m'ont été donnés par le même
médicament dans quelques cas de même espèce
que j'ai traités à Paris ; celui que je viens de rapporter est de ce nombre.

J'ai à peine besoin de faire remarquer que tous
les écoulements soit urétraux, soit vaginaux, ne
méritent pas l'usage du médicament en question.
Il est évident que, puisque le Paullinia agit à l'in-
star du quinquina et des préparations de fer, il
ne peut convenir toutes les fois que la maladie
est accompagnée d'inflammation aiguë ou de
douleur phlogistique ; mais lorsque l'écoulement
est devenu chronique, qu'il a acquis le caractère
d'atonicité et d'indolence, qu'il semble constituer
une véritable sécrétion accidentelle et passive,
l'application interne et les lotions locales du Paul-

linia m'ont paru d'une efficacité rare, et je ne
saurais trop les recommander à la pratique de mes
confrères. Je crois avoir observé que dans ces
circonstances le médicament agit en changeant
la manière d'être des tissus malades, en modifiant,
en un mot, leur sécrétion habituelle.

J'ai pour pratique, dans les cas de fleurs blanches abondantes, de faire placer par la malade
elle-même dans le vagin de petites éponges im-
bibées de teinture ou d'infusion du Paullinia.
J'obtiens de la sorte un contact prolongé du médicament avec les surfaces malades, et les effets
en sont beaucoup plus marqués et plus prompts
qu'en agissant par les simples lotions. Mon obser-
vation, du reste, sur ces sortes d'écoulements, m'a
appris que l'infirmité se rattache le plus souvent
à un état particulier de l'organisme, et qu'on
agit en même temps sur la constitution entière et
sur les parties indisposées.

Les écoulements vaginaux proviennent effecti-
vement le plus souvent de la face interne de l'uté-
rus et du col de cet organe chez les femmes ma-
riées; la muqueuse vaginale, qu'on accuse à tort
fort souvent, n'y prend qu'une part secondaire.
Voilà pourquoi les seules injections des différents
remèdes dont on fait usage communément sont
souvent insuffisantes pour la guérison.

Je me suis assuré que le traitement interne par

le Paullinia, joint aux fomentations prolongées sur le col utérin, donnait des résultats beaucoup plus avantageux que les simples injections de la même substance.

TROISIÈME OBSERVATION.

Migraine datant de trois années, dyspepsie habituelle, guérison à l'aide du Paullinia.

Mademoiselle E....., âgée de 23 ans, de tempérament lymphatico-nerveux, constitution assez maigre, régulièrement menstruée, éprouvait depuis trois ans des céphalalgies insupportables qui revenaient régulièrement d'abord tous les quinze jours, puis toutes les semaines, et quelquefois même deux fois par semaine, sous forme de migraine. La durée de chaque accès était tantôt de douze heures, tantôt de vingt-quatre heures environ. A cet état se joignait une faiblesse habituelle des voies digestives; le moindre écart de régime déterminait des indigestions, des coliques, la diarrhée, et même quelquefois des vomissements. Sa peau était plutôt sèche, mais la langue humide et en apparence bonne. On s'accordait à regarder tous ces phénomènes morbides comme essentiellement nerveux. Aucun viscère ne paraissait atteint de phlogose; cependant les fonc-

tions de la digestion et de la nutrition ne s'exécu-
taient que fort imparfaitement. J'ai mis la malade à l'usage des pilules de Paullinia, d'abord par
petites doses, vu la susceptibilité de l'estomac; en-
suite nous en avons élevé graduellement les doses. Pendant les premiers huit jours nous n'avons
obtenu qu'une amélioration du côté des digestions
et de l'appétit; les accès de migraine ont continué à revenir; cependant la jeune malade assu-
rait que les accès étaient moins intenses. Nous
avons persisté dans l'administration du Paullinia,
et comme l'estomac de la malade paraissait se fa-
tiguer, nous avons prescrit le remède sous deux
formes différentes, en infusion avec la poudre,
que la malade prenait en partie comme tisane, en
partie en lavement, et en pommade avec laquelle
elle frictionnait deux fois par jour la région épi-
gastrique et la nuque.

Notre attente n'a point été trompée; les accès
de migraine sont devenus et moins intenses, et
moins durables, et moins rapprochés; les orga-
nes digestifs ont commencé à fonctionner conve-
nablement, et la malade à prendre de l'embon-
point et de la force. Nous n'avons rien changé au
traitement, et nous avons eu la satisfaction de
voir la malade complétement débarrassée de sa
cruelle infirmité dans l'espace de deux mois environ de traitement. Cette jeune personne est au-

jourd'hui bien portante, a acquis de l'embon-
point et une fraîcheur remarquable, et elle con-
tinue toujours à faire usage du Paullinia après
ses repas ; elle prend le Paullinia sous forme de
pastilles, le trouvant ainsi agréable à son goût et
utile pour ses digestions.

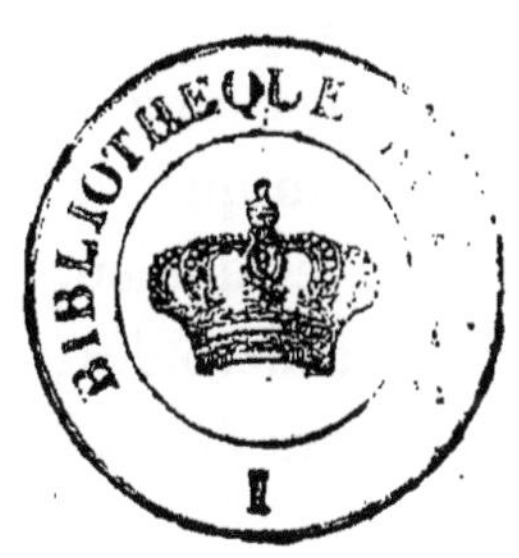

CONCLUSIONS.

Des faits et réflexions qui précèdent je crois pouvoir conclure 1° que le Paullinia est un excellent remède tonique et calmant à la fois ; 2° que son usage est d'une grande utilité dans toutes les maladies de faiblesse et dans les névroses indépendantes d'un travail phlogistique, telles que certaines hydropisies, la chlorose, les longues convalescences, certaines leucorrhées, la blennorrhée urétrale chronique, la migraine essentiellement nerveuse, les douleurs qui accompagnent les affections cancroïdes, etc. ; 3° que chez les phthisiques il peut être administré sans inconvénient, et avec probabilité de faire disparaître la diarrhée et quelques autres complications fâcheuses dont j'ai parlé précédemment.

MODE D'ADMINISTRATION.

D'après les expériences nombreuses que nous avons faites avec le plus grand soin, nous avons été porté à conclure qu'on doit donner la préférence à l'extrait hydroalcoolique, comme étant la préparation la plus rationnelle et qui représente le plus exactement les propriétés de la plante.

1° *Pastilles du Paullinia.*

℞ Extrait hydroalcoolique . 21 gram. et 3 déc.
$$(\mathfrak{Z} \, v \, \ni i)$$

    Sucre aromatisé à la vanille . . . . . . 5oo grammes
$$(\text{℔} i)$$

Faites S. A. des pastilles de 6 décigrammes (℥ xii).

2° *Sirop.*

℞ Extrait hydroalcoolique . 10 grammes
$$(\mathfrak{Z} ii \beta)$$

    Sirop de sucre aromatisé . 1000 grammes
$$(\text{℔} ii)$$

On peut porter la dose à 14 grammes par jour.

3° *Pilules.*

℞ Extrait alcoolique Q. S.; faites S. A. des

pilules d'un décigramme avec quantité suffisante de poudre de réglisse.

4° *Poudre.*

℞ Poudre de Paullinia . . .   4 grammes
(ʒi)

Sucre aromatisé . . . . .   16 grammes
(ʒß)

M. et faites un paquet.

5° *Teinture.*

℞ Extrait hydroalcoolique .   32 grammes
(ʒi)

Alcool à 22° . . . . . .   500 grammes
(℔i)

6° *Pommade.*

℞ Axonge . . . . . .   64 grammes
(ʒij)

Extrait hydroalcoolique .   8 grammes
(ʒij)

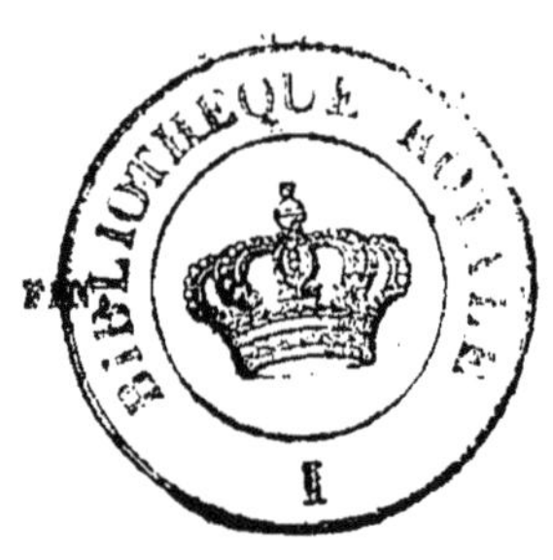